AF403001

ESSAI MÉDICAL

SUR LE

TRAITEMENT D'UN ÉTAT MORBIDE

QUE DES PRATICIENS DÉSIGNENT, LES UNS, SOUS LE
NOM DE FIÈVRE ADYNAMIQUE OU PUTRIDE ; LES
AUTRES, SOUS CELUI DE GASTRO-ENTÉRITE.

Chaque Exemplaire sera revêtu de la Signature de l'Auteur.

ESSAI MÉDICAL

SUR

UN ÉTAT MORBIDE

QUE DES PRATICIENS DÉSIGNENT, LES UNS, SOUS LE NOM DE FIÈVRE ADYNAMIQUE OU PUTRIDE ; LES AUTRES, SOUS LA DÉNOMINATION DE GASTRO-ENTÉRITE.

PAR ALEXANDRE BOUMARD.

> Le Médecin routinier ne sortira jamais de la ligne qui lui a été tracée, vraie ou fausse. Esclave de tel ou tel systême, la vérité lui échappera toujours. Qu'on ne doute point un seul instant qu'il est de la plus haute importance que les faits, les observations, l'expérience et le raisonnement soient les premiers guides de ceux qui se destinent à pratiquer le premier des arts.
>
> (*L'Art de Guérir.*)

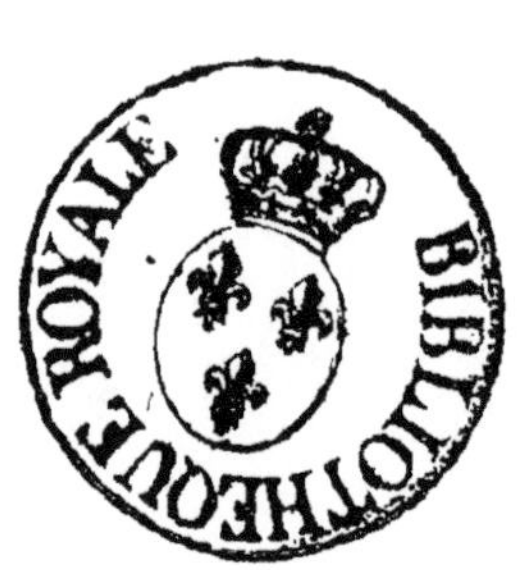

A ROUEN,

DE L'IMPRIMERIE DE Fs. MARIE,
RUE DES CARMES, N°. 36.

1826.

PRÉFACE.

AU LECTEUR.

Qu'on serait dans l'erreur si l'on supposait qu'en écrivant cette Notice Médicale mon but est de braver l'opinion d'Hommes distingués et de contredire seulement par caprice le mode de traitement qu'ils ont indiqué dans l'état morbide, désigné sous le nom de *fièvre putride !*

Plusieurs Malades que j'eus à traiter dans le commencement de ma pratique médicale, moururent au bout de quarante jours d'un traitement fait très-strictement d'après les règles de l'art ; des symptômes bilieux s'étant manifestés avant l'adynamie, je prescrivis l'émétique, puis les boissons acidulées ; j'opposai à l'adynamie des remèdes toniques, et, au premier rang, le quinquina, les frictions d'abord sèches, puis plus stimulantes : les vésicatoires, les sinapismes furent vainement employés. Vivement frappé d'un résultat aussi fâcheux, je recherchai les causes d'une défection si évidente contre l'usage du traitement ordinaire, et je suis parvenu à ce point de conviction qui ne me permet plus de douter qu'il ne soit très-urgent d'employer, dès le début de la maladie, les émissions sanguines des vaisseaux capillaires et de faire usage intérieurement des végétaux stimulans persistans, et cela exclusivement.

Qu'on ne m'accuse point d'un brownisme absolu avant de m'avoir lu. L'asthénie des voies digestives est la seule cause de tous les accidens qui ont lieu dans l'état morbide désigné sous le nom de *fièvre putride* ou *adynamique*; c'est contre cette cause que le vrai praticien doit diriger tous ses moyens curatifs, rappeler dans l'estomac le stimulus nécessaire à la santé, diminuer l'excès de vitalité à la périphérie du corps; tel est le but qu'on doit se proposer et qu'on obtient en employant, dès le début de la maladie, les végétaux stimulans persistans et les émissions de sang des vaisseaux capillaires.

Causâ sublatâ tolluntur effectus.

ESSAI MÉDICAL

SUR

LE TRAITEMENT D'UNE MALADIE

QUE DES PRATICIENS DÉSIGNENT, LES UNS, SOUS LE NOM D'ADYNAMIQUE OU PUTRIDE; LES AUTRES, SOUS CELUI DE GASTRO-ENTÉRITE.

La Médecine est sans contredit le premier des arts ; celui qui l'exerce honorablement peut, avec raison, s'énorgueillir d'une aussi noble profession. Que de difficultés à vaincre dans l'étude de cet art! Et, dans sa pratique, à combien d'injustices ne doit-on pas s'attendre! Heureusement, les Médecins fidèles aux devoirs de l'honneur comme de l'humanité, et forts de leur conscience, trouvent en tous temps assez de force, de patience et de résignation, pour braver les attaques d'une foule d'individus, parmi lesquels on en voit d'ignorans, de méchans et d'injustes. Nier l'utilité de la Médecine, parce qu'il existe des difficultés thérapeutiques, ne suffit pas pour détruire l'excellence de l'art; c'est pourtant là le faible moyen, pour défendre leur incrédulité, qu'em-

ploient assez ordinairement des hommes ins-
truits, excepté en Médecine. Mais quelle bi-
sarrerie de l'esprit humain ! Ceux mêmes qui
ne veulent point reconnaître l'utilité de l'art,
ont souvent assez de vanité et de présomption
pour donner aux Médecins mêmes les avis
thérapeutiques les plus contraires et les plus
ridicules. La Médecine exercée par le vrai
Médecin est en butte à leurs sarcasmes, tandis
que ces mêmes hommes sont d'une foi robuste
pour les systêmes qu'ils se font en Médecine,
et d'une confiance illimitée pour les remèdes
de commères. Abandonnons cette digression
pour nous occuper du sujet principal que je
me suis proposé de traiter le plus succincte-
ment possible, en ne chargeant point cet Essai
Médical de toutes les compilations dont il était
susceptible.

Combien j'ai vu de jeunes personnes, seul
espoir de leur famille, être enlevées par l'état
morbide que même, à son début, beaucoup
de Praticiens de nos jours désignent encore
sous le nom de fièvre putride ! Combien d'en-
tr'elles eussent été conservées par un traitement perfectionné ! Je fus à peine livré à
ma pratique médicale, que je reconnus qu'il
serait difficile de prouver la présence de la

putridité au début de la maladie dont je m'occupe ici. Il serait aussi bien difficile, ou pour mieux dire impossible de me convaincre, qu'elles ont été tout-à-coup frappées d'une décomposition putride, celles dont deux jours avant j'admirais la fraîcheur et la brillante santé.

Hippocrate, notre oracle sur bien des points en Médecine, plein de confiance dans les ressources de la nature, n'opposait aux fièvres qu'un très-léger traitement.

Les Médecins, depuis Galien jusqu'au moment où le trop fameux Paracelse vint jouer un rôle sur la scène médicale, firent entrer dans le traitement des fièvres en général, la saignée, la diète, les purgatifs et les boissons délayantes. Les uns prétendaient arrêter la putridité des humeurs ; les autres, à la tête desquels on peut mettre Botalli et Sydenham, ne voyant par-tout que des symptômes d'irritation, avaient très-souvent recours à la saignée. Enfin, parut Paracelse, qui fait époque dans les annales médicales. Qui ne sait que les partisans de ce novateur abusèrent des remèdes les plus compliqués et les plus contraires ? Rendons hommage à Stahl de s'être élevé contre une pratique aussi meurtrière.

Si Vanswiéten et Baglivi ont blâmé l'emploi des stimulans, c'est qu'ils n'ont point apprécié la nature de la maladie due à l'asthénie des voies digestives. Cullen et Brown ont indiqué un traitement sans doute très-mauvais par le choix des médicamens, mais ils ont bien connu l'asthénie. Il en est de même de Franck et du célèbre Pinel, qui ont bien reconnu l'état de faiblesse qui a lieu dans les voies digestives, ainsi que la prostration existante dans l'appareil locomoteur ; mais il me semble qu'ils n'ont pas bien apprécié la grande différence de faiblesse qui forme la distinction de l'une et de l'autre, dans l'un et l'autre appareil, ainsi que je le dirai.

La maladie qui m'occupe en ce moment, ne peut être décrite avec plus d'exactitude, ni mieux observée qu'on ne l'a fait, surtout après qu'elle a été considérablement augmentée par une foule de médicamens prescrits avec profusion, et qui deviennent nuisibles en ce qu'ils n'attaquent point directement la cause, digne de fixer seule toute l'attention du Médecin. Au début de cette maladie, point de putridité ; au début de cette maladie, point d'inflammation aiguë, que voient si complaisamment les partisans exclusifs de l'irritation ;

mais il existe dans les voies digestives une atonie presque voisine de la paralysie, atonie d'autant plus remarquable, qu'elle fait plus de progrès. D'où provient donc cette maladie ? D'un désordre qui a eu lieu dans la circulation, et dans lequel le sang, ce principe vital, abandonnant en partie le centre, se porte en grande partie à la circonférence. Cette surabondance de vie dans les capillaires, y occasionne une espèce de stupeur. Si les deux extrêmes morbides peuvent déterminer sur les tissus un même état, quant à l'aspect, il faut avouer, d'après nos connaissances médicales, que les moyens thérapeutiques doivent être bien différens. Ainsi, l'extrême atonie des organes de la digestion venant à déterminer la rougeur des tissus, doit être combattue par les toniques, tandis que la véritable inflammation, celle enfin qui est due à un excès de vitalité, n'a point de meilleurs remèdes que les antiphlogistiques. (1) Abandonner en Médecine l'observation appuyée sur le raisonnement,

____

(1) On ne peut pas bien juger de l'état des membranes qui tapissent l'estomac et les intestins, lorsque l'autopsie cadavérique se fait après quinze jours, un mois ou six semaines de maladie passée à l'état de putridité; la phlogose qu'on remarque alors est plutôt l'effet du mauvais traitement, que l'essence même du mal.

pour se livrer à des idées purement spécula-
tives, c'est reculer les limites de l'art ; c'est
perpétuer des discordes bien fatales à l'humanité souffrante. On ne peut douter que
dans la Maladie dont je m'occupe ici il n'y ait
une atonie très-prononcée, fixée sur les voies
digestives ; diminution de vitalité qui a lieu
d'une manière toute particulière sur l'irrita-
bilité musculaire et nerveuse des fonctions,
soit animales, soit organiques ; mais elle est
bien différente, soit dans l'une, soit dans
l'autre, cette diminution, puisque dans les
premières elle est l'effet de la présence d'une
trop grande surcharge du principe de la vie
à la circonférence du corps, tandis que le
contraire a lieu tout particulièrement dans le
grand appareil de la digestion.

Pourrait-on dire, sans être aussitôt accusé
d'inconséquence, que des causes essentielle-
ment débilitantes peuvent, dans le cas dont
il s'agit, donner de l'énergie aux parties où
siége la maladie ? Les causes qui frappent d'a-
tonie les voies digestives sont dépendantes de
la saison, de l'état de l'atmosphère, des excès
dans les plaisirs vénériens, du grand abus des
liqueurs alcooliques, du séjour dans les lieux
bas et humides, comme aussi dans les prisons

et les hôpitaux où se trouvent entassés beaucoup d'individus dont l'état sanitaire se présente sous tant d'aspects. Joignons-y enfin la respiration prolongée des émanations putrides dont les poumons se saturent, et, en un mot, toutes les causes susceptibles de débiliter l'organisme.

Si la putridité n'existe pas au début de la maladie, ce qui est incontestable jusqu'à la preuve contraire, mais réelle, évidente, il restera constant qu'elle a lieu sous l'empire du traitement ordinaire, preuve plus que suffisante de son inutilité.

Les Médecins qui, dans cette débilité gastrique, donnent à leurs malades des acides étendus d'eau, le font plus par habitude que par réflexion; car ces boissons sont non-seulement fort inutiles, mais encore elles sont nuisibles en ce qu'elles débilitent, sans détruire la prétendue putridité des humeurs, et en ce qu'elles empêchent la nature de se suffire à elle-même; ce qu'elle tend à faire lorsqu'elle oppose à la maladie cette crise inflammatoire qu'on observe constamment au début de la fièvre désignée sous le nom de *putride* ou *adynamique*, on ne doit pas craindre d'en dire autant de l'emploi de cette série de médicamens qui donnent à la nature la double corvée de triompher du mal et des remèdes ; en vain ceux qui adoptent avec plus d'enthousiasme que de réflexion un état continuel d'irritation, diront-ils que dans le cas dont il s'agit les voies digestives ont été atteintes par excès ; en convenir serait d'une complaisance servile ou d'une crédulité très-grande. Le développement du pouls, qui s'observe au début de la maladie, ne dépend que de la réaction que la nature oppose à l'agent morbide. Point essentiel : bien reconnaître la maladie, ne la point confondre avec l'inflammation aiguë d'un des principaux organes de la digestion, et employer dès le début, seuls ou mieux encore réunis, les végétaux stimulans persistans, tels que l'arnica, le thé, la petite centaurée et la serpentaire de Virginie, et aussi les émissions de sang des vaisseaux capillaires. Non-seulement il faut combattre la prostration, lorsqu'elle est développée ; mais il vaut bien mieux encore la prévenir et l'empêcher d'avoir lieu.

Les Médecins qui, pour guérir cette maladie, ont parlé de l'emploi des toniques, peuvent être considérés comme ayant rendu un très-grand service, malgré que la trop grande quantité et le mauvais choix des médicamens prescrits semblent être la critique de leur méthode, puisque les Médecins de bonne foi avouent qu'on n'obtient que des succès on ne peut plus douteux du vin, de l'éther, de l'opium et du quinquina même; aucun de ces médicamens ne jouit de la vertu spécifique de ralentir de suite la marche de cet état asthénique, ni d'empêcher d'une manière certaine que d'autres symptômes adynamiques se développent; aussi voyons-nous la plus grande partie de ceux qu'on soumet au traitement ordinaire, succomber après quarante jours d'une mort anticipée. Ici, qu'il me serait aisé de faire de trop nombreuses citations de victimes, dont la vigueur de la jeunesse n'a pu résister au traitement ordinaire? Mais loin de moi la pensée de réveiller aucune sensibilité, et bien moins encore celle de nuire à personne, laissant à d'autres des moyens si bas, si peu généreux, si perfides pour se faire valoir aux dépens d'autrui.

Appelé près d'un malade menacé d'adynamie, que fait-on ordinairement? Scrupuleux observateur de ce qu'on a lu et appris par cœur, on prescrit l'émétique pour débarrasser les premières voies et disposer l'estomac à recevoir le quinquina; ensuite on ordonne les acides; il survient de la toux, de la gêne dans la respiration; puis la langue subit différentes modifications.

Qu'on répète dans le monde, mais ne croyons point qu'il existe des Médecins assez indignes du bel art qu'ils exercent, pour tirer avantage de tous ces accidens, en disant à leur malade : Votre toux et votre difficulté de respirer indiquent une fluxion de poitrine ; la langue annonce une fièvre bilieuse; et, comme sous l'empire d'un mauvais traitement, le cerveau irrité sympathiquement donnerait lieu au délire, en est-il qui pourraient parler de l'existence d'une fièvre maligne ? Qu'en résulterait-il pour toi, pauvre malade ? Nouvelles maladies, nouveaux remèdes, trop souvent causes eux-mêmes des complications et de ta mort, qui arriverait après quarante jours de jeûne et de douleur. Vomitifs, limonades variées, toniques sans choix, potions opiacées, frictions stimulantes, vésicatoires, sinapismes, rien enfin n'aurait été épargné. Dans l'état asthénique des voies digestives, mal désigné à son début sous le nom de fièvre putride, il est inutile de prescrire de la limonade en abondance, ainsi que cela se pratique ordinairement, puisque le malade, malgré qu'il en boive beaucoup, ne cesse point d'éprouver de plus en plus une soif excessive. O scandale, diront peut-être les partisans d'un chef très-habile à trouver de l'irritation ! O scandale, diront peut-être d'autres Médecins qui pensent, en prescrivant les acides, arrêter la putridité des humeurs ! Il est bien constant, et puis l'expérience et le raisonnement prouvent que les boissons acidulées sont ici très-contraires ; leur propriété acide n'est pas capable de combattre l'atonie existante ; loin de-là, les acides étendus d'eau sont très-débilitans. Doit-on débiliter, quand déjà il y a défaut de ton ? Aussi voit-on sous l'empire de ce traitement, et souvent à un très-haut degré d'exaspération, la couleur livide et l'affaissement général de la peau, la langue recouverte d'un enduit brun et même noir, très-souvent aride, l'haleine fétide, le pouls mou, petit et lent, la peau sèche, les yeux rouges, chassieux et larmoyans, contournés, regard hébété, somnolence, vertiges, affaissement des traits de la face et des saillies musculaires en général, et, pour terminaison, le plus ordinairement la mort.

Je crois que c'est ici le lieu d'observer qu'on doit aux appositions de sangsues, au début de cet état morbide ; de ne plus voir autant de fièvres dites *putrides ;* elles n'agissent pas en diminuant l'inflammation qu'on suppose exister dans l'appareil digestif, mais bien en désobstruant les capillaires sanguins.

Les acides doivent être nuisibles. Comment en effet ne le seraient-ils pas ? Quelle est leur propriété ? N'est-elle pas de rafraîchir, de diminuer la chaleur des parties avec lesquelles on les met en contact ? N'est-ce pas là leur seule manière d'agir sur toute l'économie animale (1) ? Où sont-ils portés d'abord ? Dans l'estomac, dans cet organe atteint d'un état morbide très-voisin de la paralysie, dans cet organe enfin succombant par défaut d'énergie, et dans un moment aussi où la chaleur animale abandonne le centre pour se porter à la circonférence. Pour rappeler la chaleur et la vie vers l'estomac, il faut employer les végétaux stimulans persistans qui, joints aux émissions de sang des vaisseaux capillaires, satisfont aux deux indicationsen attaquant directement la cause, et détruisant les effetsexistans.

Les végétaux stimulans rappellent dans

---

(1) Quel médecin pourrait ignorer que les acides, ainsi que l'alcool, contribuent à la coagulation du sang ?

l'estomac le stimulus convenable, et les émissions de sang des vaisseaux capillaires dimi-
nuent la plénitude existante à la circonférence.
Qu'ils sont dans l'erreur ceux qui toujours à
la piste du nouveau se laissent entraîner par
l'attrait des nouvelles théories dont leur ima-
gination est séduite ! Certainement c'est bien à
tort que les partisans trop exclusifs de l'inflammation aiguë veulent la trouver dans la
maladie dont il est question ; est-ce parce
qu'ils citeraient en faveur de cet état imagi-
naire le mieux que les malades éprouvent assez
ordinairement par une apposition de sangsues
vers l'épigastre ?

Je le répète encore et le répèterai jusqu'à la
conviction ; mais dans ce cas l'émission de
sang des vaisseaux capillaires à la superficie du
corps ne réussit pas en diminuant directement
l'inflammation aiguë qu'on suppose exister
dans l'estomac ; mais bien en désobstruant les
capillaires sanguins, qui, ainsi que je l'ai dit
plus haut, succombent sous une trop grande
charge du principe de la vie.

Profitons de ce que nous offrent de bon les
partisans peut être un peu trop exclusifs en
faveur de l'état inflammatoire aigu ; l'intérêt
de l'humanité vaut bien la peine qu'on n'a-

dopte pas tout leur système légèrement et
aveuglément.

J'ai cru remarquer que dans la maladie dont
il est ici question un grand désordre a lieu dans
l'appareil circulatoire , que le sang, ce principe vital, abandonne le centre pour se porter
à la circonférence où la chaleur est considérablement augmentée ; que tous les organes in-
térieurs et plus particulièrement les voies
digestives étant privés de la chaleur qui leur
est si naturelle et si nécessaire , se trouvent
frappés d'un état asthénique qui ne cède
promptement qu'avec le secours des boissons
végétales , stimulantes , persistantes , pres-
crites à l'exclusion de tout autre médicament
interne , qu'on fasse des appositions de sangsues ; mais assez indifféremment dans telle ou
telle partie du corps , le but étant de diminuer
la surabondance vitale à la périphérie ; il est
très-essentiel de ne s'en point laisser imposer
les premiers jours par le développement du
pouls ; disposition qui , ainsi que je l'ai déjà
dit , n'est qu'un effet de la lutte établie entre
la nature et la maladie. Dès-lors qu'on soup-
çonne que la prostration des forces doit sur-
venir , l'indication est d'aller au-devant sans
perdre un seul instant ; c'est risquer la vie de

son malade que de s'attacher à combattre
chaque symptôme ou effet par un médicament nouveau ; c'est la cause qu'il faut détruire, et avec elle disparaîtront tous les effets,
conséquences inévitables de la maladie et du
mauvais traitement. Les sangsues seront ap-
posées en plus ou moins grand nombre, suivant
l'âge, le sexe, le tempérament et la constitu-
tion du malade. Le début de la maladie est
l'époque la plus favorable pour faire ces appositions sur le point douloureux s'il en exis-
tait un, ou à défaut de cette indication, à la
partie interne des membres thoraciques ou
abdominaux. En suivant le traitement que
j'indique, les malades ne sont pas quinze
jours sans éprouver de l'appétit, et très-
constamment les symptômes adynamiques
n'ont point lieu. Il est aisé de conclure d'après
tout ce que j'ai dit, que la guérison de cette
maladie, qui jadis assez à tort a fait de si
grandes réputations, eu égard aux nombreuses
complications qui ne manquaient jamais de
l'accompagner, dépend, cette guérison, de ce
qu'on ne donnera au malade nul autre médicament interne que les végétaux stimulans,
persistans, en tisannes, lavemens et potions,
et de ce qu'on sera bien convaincu pour diriger

le traitement, qu'il est de la plus haute im-
portance de ne s'en point laisser imposer au
début de la maladie par le développement
momentané du pouls, crise méditée par la
nature, mais qui trop faible pour triompher
de l'état morbide, va bientôt faire place à
une prostration extrême. Sous l'empire des
végétaux convenables, le mieux se fait de
suite sentir, la soif toujours très-grande malgré
qu'on gorge son malade de boissons acidulées,
cède comme par enchantement les premiers
jours du traitement; que le malade ne le cesse
point jusqu'à ce que sa guérison soit parfaite;
il ne l'attendra pas long-tems; bientôt la toux
diminue, la sécheresse de la peau cesse, la
rougeur, le rapetissement et la dureté de la
langue recouverte d'un enduit noirâtre dispa-
raissent assez promptement pour faire place à
des symptômes modérés, qui ne laissent aucun
doute sur le résultat heureux d'une guérison
très-prochaine. L'empressement qu'on met
ordinairement à prescrire des médicamens,
quelquefois pour satisfaire le malade, et très-
souvent, seulement, pour ne pas se retirer de
la chambre sans avoir fait une ordonnance,
donne lieu à des accidens qu'on veut ensuite
combattre; enfin, le traitement, tel qu'on le

fait ordinairement, a non-seulement le désavantage de prolonger la maladie en diminuant d'une manière toute particulière la sensibilité et contractilité organiques de l'appareil digestif tout particulièrement, mais encore il compromet les jours du malade. Daligault, demoiselle Lemoine, Renaud, demoiselle Lesage, et vous, M^r., Mme. et D^{lle}. Marchand, tous trois frappés en même-temps de cet état asthénique, vous, qui m'eussiez indubitablement offert par la suite tous les signes ordinaires de putridité, si je ne me fusse écarté du traitement ordinaire; Guillard, demoiselle Boudin, demoiselle Cordier, dame Hellot, sieur Allain, Jardin, etc., vous pourriez joindre vos voix à celles de beaucoup d'autres, pour témoigner en faveur de l'emploi des végétaux stimulans employés exclusivement et au début de la maladie.

Pourquoi ne dirais-je pas en passant que l'art de guérir n'est point créé pour le bon plaisir et au profit du médecin seulement; on ne saurait trop répéter que pour exercer cet art avec honneur, il faut que ce soit dans l'intérêt de l'être souffrant.

La Médecine, qui peut s'énorgueillir d'être fille du Tems et de l'Observation, n'est point

descendue parmi nous seulement pour satisfaire l'insatiable cupidité de certains hommes
indignes de pratiquer le plus noble, comme le
premier des arts ; mais elle est venue pour
adoucir et très-souvent guérir les nombreuses
infirmités qui assiègent la malheureuse espèce
humaine.

Loin de moi la pensée que dans tous les cas
la Nature pèche par défaut, ou bien celle que
c'est toujours par excès ; l'erreur doit être la
conséquence inévitable d'un système qui en
généralisant trop pour se donner plus de poids
est forcé de négliger une foule de modifications
que le médecin rencontre dans sa pratique.

Dans l'état asthénique des voies digestives,
présentant par suite d'un mauvais traitement
des symptômes de putridité, je désire qu'on
emploie dès le début les émissions de sang par
les sangsues, et intérieurement les végétaux
stimulans persistans exclusivement; je le désire
d'autant plus vivement que je suis bien convaincu que le traitement que je propose est on
ne peut mieux indiqué dans cet état morbide,
que des médecins de nos jours désignent, les
uns sous le nom de fièvre adynamique, ou
putride; les autres sous celui de gastro-entérite.

www.ingramcontent.com/pod-product-compliance
Ingram Content Group UK Ltd.
Pitfield, Milton Keynes, MK11 3LW, UK
UKHW020003130726
13694UKWH00005B/2047